AF465583

QUELQUES CONSIDÉRATIONS

SUR LA

FIÈVRE TYPHOÏDE

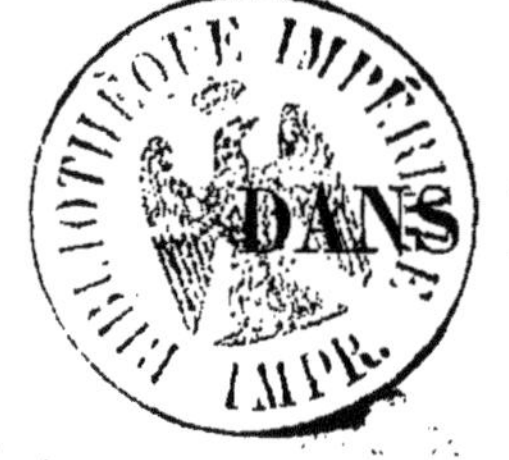

DANS LES CAMPAGNES

PAR

P. MARIN

Officier de santé de la Faculté de médecine de Montpellier ;
Officier de santé de la Faculté de médecine de Paris ; officier de santé du jury médical de la Drôme ;
Ancien chef interne des hôpitaux civils et militaires d'Avignon,
Préparateur du cours d'anatomie,
Prosecteur du cours d'accouchements professé dans cette ville ;
Membre correspondant de la Société de médecine de Nîmes.

PARIS

VICTOR MASSON ET FILS

PLACE DE L'ÉCOLE-DE-MÉDECINE

1863

Paris. — Imprimerie de L. MARTINET, rue Mignon, 2.

A

MONSIEUR ÉMILE CHAUFFARD

PROFESSEUR AGRÉGÉ A LA FACULTÉ DE MÉDECINE DE PARIS.

« Medici sagacis erit, si ad ingenium et mores ægrotantis se componat ut ægri affectum lucretur. »

Mon cher maître,

Je vous dédie cet opuscule, pour vous témoigner ma reconnaissance et vous exprimer de nouveau combien votre souvenir est gravé dans mon cœur. Il y a loin d'ici à l'immortalité, mais pour moi, mon cher maître, l'immortalité c'est la foi. Je suis de ceux qui ont la foi, et avec de telles ailes j'espère y arriver en souriant.

Je vous dédie une œuvre bien infime, mais elle aura au moins le mérite de vous prouver que je pense à vous, et qu'au milieu de nos champs parfumés d'herbe verte et d'aubépine en fleur, j'ai dû reconnaître avec Ramazzini, Tissot et Patissier, quelques-unes des maladies et des idiosyncrasies rurales.

Je me suis efforcé à consulter tout ce qui intéresse mon sujet, j'ai écouté à toutes les portes, même à la porte du cœur de ce brave et laborieux peuple des champs qui m'en a beaucoup plus appris que tous les livres de pathologie médicale.

Il se trouvera bien quelque Aristarque qui critiquera mon œuvre, et qui trouvera peut-être que j'ai parlé un peu crûment dans un endroit du traitement de la fièvre typhoïde sur certains confrères qui n'ont pas les mêmes vues que moi. A ceux-là je répondrai que je suis de l'école de Rabelais, et que je comprends comme le grand philosophe le national plaisir de fustiger avec le bois vert du ridicule ceux qui m'attaquent ou qui me dénigrent.

Si la nature m'avait doué d'un tempérament différent, il y a longtemps que j'aurais gagné la jaunisse en coudoyant dans le monde où je vis tant d'abus, de passe-droits et de prévarications : un maire, mort aujourd'hui, m'a accusé de *tuer*, d'*exterminer* tous mes malades ! Je veux dès aujourd'hui, avec des faits et des chiffres, détruire cette calomnieuse et étrange assertion. Nous sommes dans un monde où les chiffres seuls sont éloquents, permettez que j'en aligne quelques-uns dans cette dédicace.

Depuis le commencement de l'été jusqu'aujourd'hui quinze octobre de la bienheureuse année mil huit cent soixante-deux, j'ai traité *seul* et avec les moyens dont je parle dans mon mémoire, vingt cas d'états *typhoïdes graves*, adynamiques ou ataxo-adynamiques.

Je n'ai pas perdu un seul malade, et pour que personne n'en doute, je cite les noms et les nombres.

Commune de Faucon (Vaucluse).

Madame Félix Charron et ses trois enfants malades.	4
Le fermier de M. Beaumond, sa femme et cinq de leurs enfants malades.	7
M. Blanc et sa jeune femme malades.	2

Commune de Mérindol (Drôme).

M. Brun du Grandjardin et trois de ses enfants malades . .	4
M. Monier Casimir jeune.	1

Commune de Mollans.

M. Eysséric, gendre d'Arnavon, et sa domestique malades .	2
	20

Vingt cas de guérison sans un insuccès, que je dois au système d'alimentation que j'emploie presque toujours et qu'on proscrit ici d'une manière générale et presque impitoyable.

J'ai vu en consultation cinq malades avec des confrères qui avaient employé au début les moyens actifs, les débilitants et le sulfate de quinine.

De ces cinq malades quatre sont morts avant le deuxième septénaire, un seul a guéri; mais il traîne encore, après deux mois de lit consécutifs.

On comprendra le motif qui me fait m'abstenir de citer les noms de ces cinq malades. Mais le fait que j'énonce, et qu'il me serait facile de prouver, suffira pour convaincre ceux qui ne liront que les deux premières pages de mon livre ; et il vous convaincra vous-même que si l'on me fait des misères, je m'en venge noblement, puisque je dis mes misères d'abord à mon bon maître et ami, ensuite à tous ceux de mes jeunes confrères qui voudront bien me lire, et qui débutent dans la carrière si épineuse de la clientèle.

A ceux-là je vais rappeler de nobles paroles prononcées par le professeur Malgaigne, dans un discours magnifique à la tribune académique, dans la séance du 8 janvier 1856 ;

« Jeunes gens qui m'écoutez, lisez Hippocrate, méditez ses sublimes enseignements, et vous me direz ensuite si vous y trouvez » ces ingénieuses doctrines que vous avez entendu développer en » son nom à cette tribune. Acceptez les faits, défiez-vous des théories » que l'expérience n'a pas contrôlées, et quelque noble, quelque » illustre et recommandable que soit leur origine, combattez-les à » outrance. Si brillant que soit l'édifice de l'erreur, armez-vous de » la torche et du marteau, venez avec moi détruire et brûler, afin » que sur les ruines du passé s'élève enfin le monument éternel de » la véritable science. »

Je combats dans mon infimité avec le maître illustre qui vient de parler. Je suis une conscience qui remplit son devoir. Je crois à la science sanctionnée par l'expérience, et je crois avec Bacon que sans l'expérimentation, les plus belles théories ne conduisent à rien.

Je continuerai à étudier et à observer, peu soucieux du bourdonnement humain juste ou injuste qui soufflera à mon oreille ; et lorsque j'aurai réuni quelques faits scientifiques, quelques observations intéressantes, je viendrai encore avec bonheur, mon cher maître, vous les dédier.

P. MARIN.

QUELQUES CONSIDÉRATIONS

SUR LA

FIÈVRE TYPHOÏDE

DANS LES CAMPAGNES

Nil sub sole novum!...

En écrivant ces lignes, je n'ai pas la prétention de faire une monographie complète de cette affection complexe et protéique que l'école moderne désigne sous le nom de *fièvre typhoïde*.

Il serait peut-être permis de rechercher si la science a fait un progrès bien évident, bien incontestable, en réunissant sous cette dénomination générique toutes les fièvres graves des anciens.

Il serait permis de discuter la valeur des *formes pathologiques* sous lesquelles on a groupé l'ensemble de certains symptômes dominés généralement par un symptôme plus important, formes qui correspondent assez bien aux entités morbides détrônées.

Mais je ne veux pas sortir des questions purement pratiques qu'une observation assez longue déjà, dans une localité isolée au milieu des campagnes, loin des grands centres de population, m'a permis d'étudier.

Le médecin qui soigne les gens de la campagne se trouve, quand il débute dans la carrière, en présence d'un inconnu que ses maîtres, exerçant sur un théâtre trop différent, n'ont pas pu même lui faire soupçonner. Il se heurte chaque jour contre des difficultés nouvelles qui exigent de lui une étude et une observation incessantes.

Les sujets sont placés dans des conditions toutes spéciales de mœurs, de vie et de régime; leur état physiologique, si opposé à celui des habitants des villes, entraîne des phénomènes fort ignorés encore, quand la maladie vient répandre sur leur existence son influence modificatrice.

Ceci est surtout vrai pour la fièvre typhoïde qui, depuis quelques années, décime nos populations agricoles, populations si intéressantes et pourtant si délaissées par les médecins capables et savants. Les symptômes, la marche et même l'étiologie présentent un type particulier caractéristique, qui confirme souverainement le conseil qu'Hippocrate donnait aux médecins de son temps :

« *Considerare morbos opportet qualites et quibus, quas formas ha-*
» *beant, in qua loca versi sint...* »

On s'est plu, et l'on se plaît encore à vanter la belle santé qui règne dans les campagnes ; on a fait de la situation heureuse des paysans des descriptions qui font rêver à l'âge d'or : un état pareil peut avoir existé, mais aujourd'hui j'ai la douleur de dire que toutes ces descriptions sont plus poétiques que vraies.

Les localités dans lesquelles j'exerce offrent l'aspect le plus pittoresque et les conditions hygiéniques les plus favorables en apparence.

Entre le mont Ventoux et une suite de montagnes couronnées d'une verdure admirable, se déroule une vallée charmante qui rappelle les sites tant célébrés de la Suisse. Dans le fond, s'épanouissent de fertiles et riantes prairies, arrosées par les eaux de l'Ouvèze dont les méandres profonds se perdent au loin dans une gorge sauvage. Sur les coteaux du nord et du midi s'élèvent, au milieu de bois d'oliviers, de pins ou de grands chênes, une foule de petites granges disséminées autour d'un centre commun qui est le village, bâti lui-même en amphithéâtre sur une crête de rochers dominant la vallée. De quelque côté que les regards se tournent, le paysage est limité par des montagnes qui semblent devoir abriter le cercle qu'elles circonscrivent, et le protéger contre les changements brusques de température et contre les vents du nord qui désolent les plaines voisines du Rhône.

On croirait que, placés dans des conditions pareilles, les habitants du pays doivent vieillir sans maladies, et ne s'éteindre que lorsque arrive le terme fatal marqué par la nature. Il n'en est pourtant rien ; une foule de maladies, et surtout les maladies épidémiques, règnent ici plus fréquemment que dans les villes, semant dans les familles le deuil et la désolation.

C'est ainsi que j'ai pu observer tour à tour le choléra, la dysenterie épidémique et la fièvre typhoïde. Entre toutes, celle-ci figure au premier rang. Depuis quelques années, elle est venue se répandre dans le pays, où elle était à peu près inconnue auparavant, et semble vouloir s'y implanter d'une manière endémique, comme elle l'a fait déjà dans les campagnes de la haute Auvergne.

En présence d'un fait aussi imprévu, j'ai dû méditer, et j'ai vu que la vie matérielle des paysans, leurs habitations sales et mal aérées, leurs préoccupations morales, leurs intérêts lésés plusieurs années de suite par un concours de circonstances inusitées, leurs récoltes manquées et de mauvaise nature, pouvaient expliquer et faire comprendre la mortalité qui les frappe.

Dans le principe, élève convaincu de maîtres d'un mérite supérieur, je cherchais dans leurs écrits, leurs leçons, la solution du problème qui me tourmentait; ils ne m'apprenaient rien sur la nature intime ni sur la cause première de cette terrible affection. Les uns me parlaient d'un miasme réagissant sur l'économie, comme les émanations des marais; les autres, d'un virus subtil, insaisissable, se rapprochant des virus des fièvres éruptives; les autres d'un ferment... Que sais-je? Les suppositions ne me manquaient pas, et aujourd'hui encore les faits que j'ai observés me laissent errer dans le champ trop immense de l'hypothèse.

Sur les causes prédisposantes et occasionnelles, je me croyais mieux édifié. On me parlait de l'encombrement des grandes villes, des viciations de l'air atmosphérique par les produits délétères dont il se charge à chaque instant, au milieu de cette grande agglomération de créatures vivantes et des produits volatils de tant d'usines diverses. Je comprenais très bien qu'un enfant des campagnes ou d'une petite ville, transporté brusquement dans un milieu si différent de celui auquel son organisme était habitué, subît l'influence funeste de ce nouveau séjour et payât son tribut d'acclimatation à la fièvre typhoïde; je comprenais qu'un jeune paysan, arraché violemment au foyer paternel, transformé sous les hautes et sombres murailles d'une caserne en oisif et stérile défenseur de la patrie qui n'est pas en danger, loin des affections de ses premières années, des compagnons de jeux de son enfance, se livrât solitairement à ses ennuis, à ses chagrins, et, sous l'influence débilitante de ces peines morales, subît l'atteinte du terrible fléau.

Mais dans nos campagnes, rien de pareil ne s'offre à l'observation: ici les habitants sont isolés et éparpillés; ici chacun vit au grand air, au grand soleil, *ce regard d'amour que Dieu jette sur la terre*, suivant l'heureuse expression d'Alphonse Karr; sans passions et sans ambition dévorantes : l'existence s'écoule calme et paisible au sein de la famille, au milieu des affections du cœur.

L'idée de faire intervenir les phénomènes électriques de l'air dans la production des maladies m'a souri bien des fois, et j'avoue que

M. Burdel n'a pas été le premier à émettre cette idée ; je trouve dans cette voie MM. Pallas et Fourcault en France, M. Gallard en Amérique, et même, en cherchant bien, trouverait-on les premiers germes de cette doctrine dans un mémoire lu devant l'Académie de Lyon en 1779, par l'abbé Bertholon, et où il est traité des maladies qui dépendent de la plus ou moins grande quantité de fluide électrique dans le corps humain, et des moyens de remédier aux uns et aux autres.

Quoique je ne partage pas en tout point les idées de M. Burdel, j'applaudis de grand cœur aux efforts qu'il a faits pour chercher la solution d'une des questions les plus obscures de l'étiologie médicale. Laissant donc à de plus savants que moi le soin de faire sortir la vérité de tant d'hypothèses entraînantes, je dois me restreindre à invoquer des causes plus simples, et leur attribuer pour le moment la visite que cet hôte dangereux est venu faire parmi nous.

Entouré d'aussi sanitaires avantages, le paysan en perd tous les bénéfices en construisant sa demeure dans l'endroit le plus bas de son terrain, en perçant dans l'épaisseur des murs de trop petites fenêtres. Ses chambres sont exiguës et basses, ses lits enfoncés sous des escaliers que l'air pur ne visite jamais; toutes les sales guenilles du logis sont étalées près de ce lieu. C'est dans un espace pareil que, quand l'hiver est venu, il passe deux ou trois mois de suite renfermé avec une famille souvent nombreuse.

Ces inconvénients ne sont pas nouveaux, et des générations successives ont joui d'une santé à peu près parfaite au milieu de semblables conditions ; mais depuis quelques années des causes nouvelles sont venues ajouter leurs effets morbifères à celles qui existaient déjà, et peuvent se résumer ainsi :

1° Privations multipliées auxquelles les condamnent la misère locale et des récoltes manquées.

2° Mauvaise qualité des aliments en général.

3° Intempérie des saisons que la vie pastorale oblige à endurer.

4° La plupart des graminées, froment, seigle, orge, des légumes, tels que haricots, pommes de terre, etc., sont atteints d'affections qui altèrent plus ou moins leurs qualités alibiles. Le contact prolongé de ces aliments avec la muqueuse intestinale la modifie, et provoque des lésions qui réagissent, soit sur les forces vitales, soit sur les liquides de l'économie.

5° Usage immodéré des fruits, des melons en particulier, qui ont pour résultat d'occasionner une diarrhée séreuse ou une dysenterie muqueuse. Bon nombre de malades typhiques que j'ai soignés avaient gardé l'une ou l'autre de ces affections deux ou trois mois, sans se douter de leur état, qui n'avait, disaient-ils, d'autre inconvénient que de les affamer et les faire aller à la selle plus souvent qu'à l'habitude.

6° Privation du vin, qui a toujours été pour eux une consommation usuelle. Et à ce propos, je me demande si c'est une erreur de croire que l'eau-de-vie ou les liqueurs fermentescibles peuvent compléter la nourriture toujours insuffisante du pauvre et de l'homme des champs? s'il faut n'y voir que des poisons enivrants qui troublent la paix des ménages et qui ruinent les familles? A cette question ont répondu affirmativement des médecins qui s'occupent de physiologie. Voyons cependant ce que disent les faits. L'alcool, la substance principale de l'eau-de-vie, et la substance la plus importante de la bière et du vin, ne se change en aucune partie essentielle du sang, aussi ne peut-il produire immédiatement aucune réparation, et il ne mérite nullement le nom de principe alimentaire ; cependant il passe dans le sang par l'oxygène que nous respirons, il y est brûlé, et il en résulte d'abord de l'acide acétique et de l'eau, puis de l'eau et de l'acide carbonique ; mais l'oxygène qui décompose l'alcool est détourné des corps albumineux et des graisses du sang, et comme l'alcool est plus facilement combustible, il protége les substances du sang contre la combustion. Si, en outre, les recherches et les observations prouvent que les boissons alcooliques diminuent considérablement la quantité d'acide carbonique que nous exhalons (sans doute parce qu'une grande partie de l'oxygène aspiré change en eau l'hydrogène de l'alcool), nous devrons, par cette double raison, être convaincus que l'alcool modère la combustion des parties du sang et affaiblit ainsi la première cause du besoin de réparation. L'alcool, quoi qu'en aient dit quelques ultra-philanthropes, est une caisse d'épargne pour les tissus. Il est donc très certain que celui qui mange peu, et boit modérément d'alcool, conserve autant dans le sang et dans les tissus que celui qui, dans les mêmes circonstances, mange davantage et ne boit ni bière, ni vin, ni eau-de-vie. Il suit de là un sentiment de tristesse bien naturel au médecin exerçant dans les campagnes, au contact de tant de pauvres créatures privées forcément d'une nourriture substantielle et réparatrice, et dans ces dernières années, du vin, si utile à l'homme pauvre. Aussi entendez parler le paysan du Midi de la purée septembrale : « C'est le sang de l'homme! dit-il ; il réchauffe le sang ! » etc. J'ajouterai à cette esquisse l'influence qu'exercent les spiritueux sur le moral de l'homme. Si Michelet, dans une histoire estimée, a fait intervenir l'influence de certains coteaux sur des hommes éminents qui se sont distingués dans le barreau, dans la magistrature, et même dans la chaire chrétienne, il ne l'a pas fait sans raison. Donc, si Montaigne, Montesquieu, Bourdaloue, Massillon, Bossuet, ont puisé leur finesse et leur éloquence dans les crus de leurs pays, pourquoi ne pas admettre que l'homme des champs n'ait le cœur et l'imagination profondément troublés de la privation d'une substance qui augmente le mouvement du sang, l'activité du cœur et du cerveau, qui facilite la circulation générale, et produit dans les vaisseaux capillaires de la peau et du globe de l'œil un état de plénitude qui donne aux joues leur rougeur et aux yeux leur éclat ? Il ne faut jamais avoir mis les pieds dans un cabaret de village du midi de la France, ou dans une de ces réunions patriarcales de nos contrées, pour ne pas être convaincu que la joie, la verve, le bruit et les chansons sont là l'indice certain du bonheur qu'éprouvent nos populations à trinquer le verre et à resserrer l'amitié.

Je sais qu'ici je ferai sourire bon nombre de mes confrères des villes qui crieront à l'hyperbole ; mais je rappellerai à ces raffinés du goût que les gens dont je parle ne connaissent ni le théâtre des Variétés, ni la Porte-Saint-Martin, ni l'Opéra, ni même les Funambules. Le spectacle de l'homme des champs serait magnifique, s'il savait contempler les beautés de la nature ; mais il ne connaît d'autre bonheur, dans la semaine, que la culture de son champ le jour, la réunion de famille au foyer du soir, et le dimanche, sa bouteille et sa chanson. Dans ces dernières années, la privation du vin dans les ménages et la cherté croissante de ce liquide ont agi profondément sur l'organisme de l'homme des champs et sur son imagination ; aussi a-t-on vu ces figures si riantes jadis et si joyeusement épanouies devenir mornes et profondément tristes. Questionnez-les sur leur mutisme, ils vous diront : « Que voulez-vous ? nous n'avons plus de vin, aussi nous sommes sans force et sans volonté, le sang nous manque, et il faut toujours travailler autant ! » Le dimanche, voyez-les au café ! Au lieu de leur bouteille, ils boivent une tasse de mauvais café ou un verre de bière aigre ; ils ne sont plus bruyants, plus communicatifs, plus gais. Voulez-vous les réjouir, parlez-leur de leur ancienne bouteille, du bon vin et du cabaret ; dites-leur que bientôt le bon temps reviendra où l'on pourra boire d'autant... et fêter encore la Saint-Martin : leur figure vous dira tout ce qu'ils éprouvent en entendant ces paroles, qui, au reste, semblent devenir plus vraies depuis que la vigne sort d'outre-tombe !...

Quoi qu'il en soit, ne voulant rien préjuger, j'accepte la définition de MM. Louis et Chomel : « La fièvre typhoïde est une pyrexie » caractérisée anatomiquement par une altération spéciale des

» glandes de Peyer, et pendant la vie, par de la diarrhée ou de la » constipation, par une éruption de taches rosées lenticulaires, et » par un état de stupeur générale et profonde de l'économie. » Pour ne pas sortir du cadre que je me suis tracé, je dirai dès maintenant qu'il m'a été donné dans ma pratique d'observer toutes les variétés diverses de cette maladie décrite dans les auteurs : les formes ataxique, bilieuse, cérébrale, pectorale, abdominale, font l'exception; les formes inflammatoire et adynamique, la règle.

Quelques jours avant l'apparition de la fièvre, les malades éprouvent le plus souvent divers troubles du côté des principaux systèmes ; une inquiétude sans raison d'être, qu'ils attribuent à des fatigues ou à des chagrins antérieurs, s'empare d'eux ; ils accusent de l'anorexie, de l'abattement des forces, des douleurs vagues dans l'abdomen et dans les membres. La physionomie est plus ou moins modifiée, les sens ont perdu leur finesse; les malheureux pressentent qu'ils sont sous le coup d'une maladie grave; quelques-uns se plaignent de diarrhée; d'autres, et c'est le plus grand nombre, de constipation. Rarement j'ai vu ces signes prodromiques manquer, et la maladie débuter brusquement par des frissons, de la chaleur et de la courbature. Quand de pareils cas se sont rencontrés dans ma pratique, c'est qu'il y avait une sorte d'infection manifeste, et la mort est constamment venue terminer ce drame lugubre.

Puis vient un moment que l'on peut regarder comme celui de l'invasion caractéristique : alors une douleur plus ou moins vive occupe la fosse iliaque droite et l'épigastre, douleur souvent exaspérée par la moindre pression ; dans cette même région, et autour de l'ombilic, sensation prononcée de gargouillement, peu ou pas de météorisme; le plus souvent, constipation rebelle et difficile à vaincre. Ce fait me paraît caractéristique de la fièvre typhoïde dans les campagnes. Cette constipation précède même l'apparition de la fièvre, et ne fait place à la diarrhée que dans le cours de la maladie, sous l'influence d'une médication évacuante.

Personne n'ignore les discussions qui se sont élevées sur l'importance et sur la gravité de la constipation ou de la diarrhée dans la fièvre typhoïde; la question est même restée douteuse, malgré les belles leçons cliniques de M. Rostan, qui attribue à cette dernière la gravité la plus grande.

Dans les villes, la diarrhée est la règle, et la constipation l'exception, puisque, suivant une statistique de M. Barth, sur 101 cas, la diarrhée n'a manqué que trois fois ; aussi a-t-il toujours été difficile, avec de pareils éléments, de constater clairement la gravité plus grande de l'un ou de l'autre de ces symptômes. Si les auteurs qui ont écrit sur ce sujet avaient observé dans les campagnes, la solution de ce problème serait, sans nul doute, devenue plus facile. En effet, je puis affirmer que dans les cas de ma connaissance, rares, il est vrai, où la diarrhée s'est établie dès le début, ou bien a succédé à la constipation, la terminaison a presque toujours été la mort.

L'estomac ne présente pas des troubles aussi marqués et aussi invariables que l'abdomen; il est rare de voir des vomissements souvent répétés et une douleur épigastrique intense. Il existe néanmoins un état saburral très prononcé, et tous les signes d'un embarras gastrique, nausées, bouche amère et pâteuse. La langue est recouverte d'un enduit épais et jaunâtre; elle reste quelquefois rouge à la pointe et sur les bords, mais elle est collante et ne tarde pas à se sécher; le malade la sort avec lenteur; elle est, en outre, le siége d'un *tremulum* caractéristique. Les dents se recouvrent aussi de fuliginosités, quelquefois déglutition difficile, due à l'inflammation et à des ulcérations de l'épiglotte.

Du côté de l'*appareil respiratoire :* le plus communément signes d'une bronchite légère; dans toute l'étendue de la poitrine, râles sous-crépitants et sonores dont la présence est assez significative pour éclairer le diagnostic, quand les autres symptômes laissent encore dans l'incertitude. Ce qu'il y a de remarquable, c'est qu'on n'observe pas une dyspnée proportionnée à l'étendue des bruits morbides; la poitrine conserve sa sonorité, excepté vers la fin de la maladie, quand, sous l'influence d'un décubitus longtemps prolongé, le poumon devient le siége d'une congestion passive.

Du côté du *système nerveux :* céphalalgie intense qui fait rarement défaut au début; elle est lancinante ou tensive et occupe la région frontale. En même temps, vertiges, éblouissements, bourdonnements dans les oreilles; la figure des malades exprime l'abattement et l'hébétude; l'intelligence est obscurcie, les réponses sont lentes et pénibles; assoupissement interrompu par des rêvasseries de courte durée, par des mouvements convulsifs et même par des crampes douloureuses. Toutefois, je dois le dire, les phénomènes ataxiques et le délire ne présentent jamais ce caractère de violence si fréquent dans les hôpitaux et dans les grandes villes. Le délire de l'homme des champs est calme et inoffensif; c'est le délire doux et tranquille que l'on a appelé avec raison *subdelirium* ou typhomanie; c'est un marmottement inintelligible accompagné de *carphologie*, mais sans cris, sans menaces ni mouvements convulsifs effrayants, qui, dans les grandes villes, forcent à attacher les malades; on remarque seulement quelques spasmes, quelques soubresauts des tendons, et surtout un tremblement particulier de la langue et des lèvres.

Comme signe pathognomonique, je citerai des bourdonnements dans les oreilles et un bruit considérable que les malades disent entendre dans la tête. Je puis dire que ce signe n'a jamais manqué dans les nombreux cas de fièvre typhoïde que j'ai observés. Deux autres symptômes dignes de remarque que je constate, et que je ne trouve consignés dans aucun auteur, c'est une constriction considérable qui se fait sentir à la partie antérieure et supérieure de la poitrine, et des douleurs atroces dans les mâchoires.

Du côté de l'*appareil urinaire :* diminution de la quantité de l'urine et sa rétention dans la vessie, surtout vers la fin de la maladie. La distension de cet organe est des plus pénibles pour les malades; aussi ai-je l'habitude de les interroger souvent à ce sujet pour ne pas m'exposer à une gangrène de la vessie, et éviter les malheurs que déplore Cossy dans un mémoire des *Archives de médecine.*

Je dois ici signaler un cas fâcheux de rétention d'urine et de paralysie de la vessie que je crois occasionné par quatre emplâtres vésicants que des religieuses avaient fait appliquer au début de la maladie.

Elles avaient recommandé aux parents du malade de laisser en place les vésicatoires jusqu'à parfaite dessiccation. Il résulta de cette pratique l'absorption par les capillaires de la cantharidine; de là un empoisonnement caractérisé par une angoisse inexprimable, une ataxie atroce, des envies fréquentes d'uriner, le priapisme, des symptômes tétaniques et une paralysie de la vessie. *Caveant consules!...*

J'ai observé un cas de glycosurie vers la fin d'une fièvre typhoïde chez un malade que nous voyions avec le docteur Bourboussoii. Le début de cette complication fut brusque; et, dans l'espace de vingt-quatre heures, mit le malade aux abois. Émission de 8 litres d'urine dans le courant d'une nuit : poids d'un litre de ces urines, 1040; 32 grammes de sucre par 1000 grammes; maigreur excessive dans vingt-quatre heures; abattement moral profond, yeux caves et amaurotiques, soif inextinguible. Le malade guérit malgré cette complication déplorable. La glycosurie était accidentelle et tenait à une inflammation considérable d'une anse du jéjunum. Je crois même qu'elle agit favorablement comme dérivative; elle fut du reste de courte durée, ce qui démontre qu'elle était accidentelle. La garde-malade sucrait beaucoup les boissons; le malade était à la diète depuis longtemps, il était atteint d'une inflammation considérable de l'anse intestinale sus-mentionnée; il y avait douleur et gonflement à travers la paroi abdominale correspondante, diarrhée verdâtre et épithéliale filamenteuse. Pour tout traitement, nous suspendîmes le sucre dans les boissons; nous alimentâmes le malade avec de la chair saignante; nous fîmes avaler quelques grammes de bicarbonate de soude, un peu de vin de Bordeaux, des potages chargés de graisse et de l'huile de foie de morue. Avant chaque repas, on administrait une grande cuillerée de sirop de colombo. Ce malade qui était arrivé aux derniers degrés du marasme, au point que les membres inférieurs paraissaient hémiplégiques, fut complétement rétabli et engraissé au bout d'un mois.

Les organes des sens sont aussi le siége de quelques troubles particuliers. Aux tintements d'oreilles, succède presque toujours une abolition plus ou moins complète de l'ouïe, surtout vers la fin de la maladie. Ce signe, diversement interprété par les auteurs, m'a paru d'un augure favorable, puisque je l'ai principalement rencontré chez des sujets qui sont arrivés à la guérison. J'ai rencontré quelquefois un strabisme passager, et l'injection des conjonctives, accompagnée d'un écoulement chassieux assez abondant.

Dans les cas funestes où j'ai dû assister, acteur impuissant, au dénoûment fatal d'une lutte inégale, la pulvérulence des narines est toujours venue m'avertir que la mort était prochaine.

Quand l'épistaxis survient au commencement de la maladie, n'est pas très abondante, mais se renouvelle fréquemment, j'ai remarqué plusieurs fois qu'elle dissipe ou calme la céphalalgie. Vers la fin, au contraire, elle est ordinairement plus grave, et peut faire concevoir des craintes pour la vie du malade, qui présente alors tous les phénomènes de l'adynamie. Dans quelques cas, ces épistaxis peuvent embarrasser le médecin et effrayer la famille, qui croit à une pneumonie intercurrente, ou à ce qu'ils appellent un *chaud et froid*. En effet, quand le décubitus dorsal est longtemps prolongé, si cette hémorrhagie se reproduit, l'écoulement du sang peut se faire par le pharynx, et ce n'est qu'au bout d'un certain temps qu'il est rejeté sous forme de caillots rougeâtres et pelotonnés, simulant assez bien les crachats rouillés de la pneumonie. Dans cette circonstance, l'auscultation attentive de la poitrine éclairera sur la nature du fait inquiétant. La peau est le siége de diverses éruptions plus ou moins caractéristiques; je me contenterai de les signaler sans les décrire.

Je dois avouer que je n'ai rencontré les *taches rosées lenticulaires* que chez le plus petit nombre de malades, et toujours très clairsemées; elles surviennent dans le cours du deuxième septénaire par éruptions successives. Leur siége est l'abdomen, la partie supérieure et antérieure des cuisses, la base de la poitrine, et même le bas du dos. A quoi tient cette rareté des taches rosées lenticulaires dans les campagnes? J'ai dû naturellement m'en occuper, en présence du rôle important que leur font jouer tous les auteurs qui ont écrit sur la fièvre typhoïde. Doit-on, comme la constipation, l'attribuer au génie de la maladie? C'est une hypothèse qu'il est toujours permis de faire et qui n'est jamais compromettante. Toutefois j'aime mieux, avec M. Bouillaud, croire que le traitement antiphlogistique, employé dès le début, s'oppose habituellement à leur développement. J'ai cru remarquer, en effet, que les cas dans lesquels je rencontrais ces taches plus nombreuses étaient précisément ceux où l'état particulier des malades et des complications spéciales me mettaient dans la nécessité, soit d'éviter les émissions sanguines, soit d'y recourir avec la plus grande modération.

Un fait digne de remarque et que j'ai observé constamment dans ces circonstances, c'est l'analogie que présente le caillot du sang résultant d'unesaignée pratiquée au bras, avec la gelée de groseilles un peu cuite. Ainsi, chaque fois que j'ai pratiqué la saignée du bras sur des sujets atteints de sudamina, j'ai constaté ce phénomène et n'ai jamais observé la couenne inflammatoire.

Les sudamina m'ont paru le plus souvent, pour ne pas dire toujours, coïncider avec les sueurs abondantes du début et même du cours de la maladie; cette éruption n'a pour moi rien de caractéristique, puisque je l'ai rencontrée dans une foule d'autres affections bien différentes, toutes les fois que la chaleur à la peau et les sueurs interviennent comme phénomène important. Je dois dire pourtant que dans deux cas les sudamina sont apparus, sans qu'il m'ait été possible de constater les sueurs auparavant. Ce n'était pas au début, comme on l'écrit partout, mais bien vers le onzième jour et dans tout le cours du deuxième septénaire.

Quant aux *pétéchies* et aux *taches bleues*, je les cite pour mémoire; je ne les ai jamais observées.

État fébrile. — État général.

Dans tous les cas, les malades m'ont accusé des frissons, souvent même ceux-ci ont marqué le début brusque de l'affection. Ils se répètent ordinairement plusieurs fois de suite, et le soir de préférence, puis la fièvre et des sueurs abondantes se déclarent. Dès le principe, le pouls est fort, développé, large, oscillant entre 90 et 120 pulsations. Le plus souvent, vers le huitième ou le dixième jour, il perd de sa fréquence et de sa force, devient petit, et conserve ce caractère dans presque tout le reste de la maladie. Si l'issue doit être funeste, aux approches de la mort il est tantôt misérable et d'une lenteur extrême, tantôt d'une incroyable rapidité. Bien souvent, alors surtout qu'il y a une pneumonie hypostatique intercurrente, il présente ce type particulier qui lui a valu le nom de *pouls redoublé* ou de *redoublement du pouls*.

Que dire maintenant de ces cas, rares il est vrai, mais encore assez fréquents (puisque je les ai rencontrés quatre fois dans l'espace d'un mois), dans lesquels le pouls, non-seulement n'est pas fréquent, mais bat bien au-dessous du rhythme normal? Comment nos médecins classiques, qui ont fait de la fièvre typhoïde une entité morbide, baptiseront-ils l'état suivant : frissons prolongés et presque continus, hébétude, décubitus dorsal, stupeur; bourdonnements d'oreilles, bruits dans la tête, constriction en haut de la poitrine; agitation continuelle, insomnie; peau terreuse, langue sale et bouche empestée; pouls à 50, 55 et 60 pulsations au plus à la minute? Évidemment on ne peut pas appeler cet état du nom de *fièvre*, puisque tous les éléments qui constituent l'état fébrile manquent ici. Le frisson seul existe d'une manière presque permanente, et cependant la peau conserve constamment sa température ordinaire. Je déclare que pendant trois ans qu'ont duré mes fonctions d'interne dans un grand hôpital civil et militaire, peuplé par conséquent d'un personnel pathologique varié, jamais je n'avais observé rien de semblable. J'avais eu à observer dans diverses saisons des épidémies de fièvres typhoïdes, mais je n'avais jamais rencontré de types adynamiques aussi tranchés que ceux que je signale ici. En effet, ne vous y trompez pas, vous, mes confrères des campagnes, c'est encore la *fièvre typhoïde* (puisque fièvre on l'appelle), qui a revêtu un autre masque. Si vous voulez vous en assurer, veuillez questionner le ventre : vous trouverez toujours beaucoup de gargouillement dans les deux fosses iliaques, un empâtement considérable et général des autres parties de l'abdomen; de la douleur vers la rate et à l'épigastre, une constipation opiniâtre; des nausées et un profond dégoût pour tout ce qui est mucilagineux et sucré. Le malade vous demandera de l'eau fraîche, et encore il ne la trouvera pas toujours de son goût. Si vous doutez encore, attendez, et n'intervenez qu'avec une extrême modération dans le début; vous serez bientôt édifiés sur la nature de la maladie. En effet, vers le septième jour, les pommettes du malade s'injectent sans que la peau devienne plus chaude et le pouls plus fréquent; elles deviennent presque violettes, et une épistaxis ne tarde pas à se manifester. Ne vous croyez pas autorisés pour cela à pratiquer des émissions sanguines, dans le but d'aider la nature dans sa marche bienfaisante et médicatrice! Vous n'aurez pas plutôt ouvert la veine ou placé sur le ventre quelques sangsues, qu'une syncope effrayante et prolongée saisira votre malade. N'essayez pas non plus les émétiques, 5 centigrammes de cette drogue dans trois verres d'eau; au premier verre que vous ferez prendre, vous aurez devant les yeux un cholérique à la période algide! Soyez encore sobres de sels neutres, car s'ils ne sont pas vomis immédiatement, ils provoqueront une hyperpurgation qui mettra votre malade aux abois. Que faire donc? S'adresser aux toniques? J'ai donné dans des cas semblables du café associé à l'extrait mou de quinquina, de la bière coupée, de l'eau vineuse, etc.; mais je n'ai jamais abouti. Lorsque le malade avait suivi vingt-quatre heures cette médication, des symptômes ataxiques se manifestaient, la langue se séchait, et il tombait dans une somnolence sourde, dans une espèce d'abrutissement.

Je signale ces faits à mes confrères, comme nouveaux pour moi; je les préviens que ce sont des cas pathologiques graves, et que des médecins honorables ont commis à leur endroit des erreurs funestes. Je veux parler de ceux qui, ne voyant ni réaction fébrile, ni état anatomique du ventre, ni septicémie du sang, ont conseillé des aliments solides et conclu à une indisposition légère. Au début de la maladie, cette erreur est possible, et je connais quelques exemples de ce genre qui ont abouti, les uns à une mort violente, avec ballonnement affreux du ventre, les autres à une hydropisie ascite consécutive, qui faisait périr également les sujets après un temps plus ou moins long.

Je parlerai plus loin du traitement de cet état typhique.

Eschares gangréneuses.

Je veux m'arrêter un instant sur cette particularité de la maladie. Il n'est personne qui ne connaisse les ulcérations qui surviennent dans les parties comprimées, à la suite du décubitus dorsal longtemps prolongé, et surtout à la région sacro-coccygienne. On attribue ces ulcérations au fait purement mécanique de la position: c'est une erreur qui provient d'un défaut d'observation minutieuse suffisante. Je sais que dans plusieurs maladies de longue durée, avec appauvrissement général, on rencontre aussi des ulcérations escharotiques; mais alors ce phénomène survient dans des conditions toutes différentes. Dans la *fièvre typhoïde*, si l'on y fait attention, le début de la complication a une physionomie spéciale qui n'est pas connue, ou qui du moins est très peu signalée.

L'altération anatomique n'est pas ici le simple résultat d'une compression locale trop longtemps prolongée ; ce n'est pas une simple contusion parcourant toutes les phases de son évolution. Non : au début, on voit apparaître sur la région sacro-coccygienne une éruption pustuleuse de teinte rosée; les pustules sont proéminentes, se couvrent d'une vésicule contenant de la sérosité ou du sang épanché; elles se conduisent exactement comme une pustule maligne. Quelquefois le tissu cellulaire sous-cutané et les muscles sont frappés de mortification ; alors, si l'on n'est prévenu, il y a absorption des liquides putrides, et si l'on n'agit énergiquement, les accidents les plus graves peuvent se manifester. D'autres fois l'eschare se limite, et la nature suffit pour amener la guérison. Cette éruption cutanée, de nature évidemment maligne, reconnaît pour cause la maladie elle-même, et le décubitus prolongé n'intervient que comme circonstance aggravante. Au contraire, dans les autres affections de la moelle et du cerveau qui retiennent les malades longtemps couchés, la position est tout par elle-même.

On verra plus tard que le traitement dans les cas graves retire un immense profit de la connaissance de cette éruption spécifique.

Je suis heureux, dans cette circonstance, de rendre hommage à l'un de mes maîtres les plus vénérés... M. Piorry. Le premier, il a décrit d'une manière satisfaisante les eschares de la région sacrée. C'est à sa méthode d'examen sévère et minutieuse qu'il est redevable de cette découverte scientifique.

Je ne puis terminer cette exposition symptomatologique sans signaler aussi le caractère intermittent que prend quelquefois la *fièvre typhoïde* à son début. Il m'est arrivé de me tromper et d'administrer les préparations de quinquina sans en retirer les effets désirés et attendus ; mais alors le type plus régulier, plus normal que revêtait la maladie est venu me convaincre de mon erreur de diagnostic. Aujourd'hui je ne me hâte plus de couper les fièvres intermittentes, j'attends que leur continuité et leur régularité m'aient indiqué une règle de conduite. Si j'avais suivi plus tôt les sages conseils de M. Emile Chauffard, mon maître, et de M. Trousseau, je n'aurais pas eu à déplorer quelquefois mon enthousiasme et ma précipitation thérapeutique.

Me voici arrivé maintenant à un moment de mon travail où il me serait facile de faire de l'érudition et de la science. Je pourrais discuter longuement sur les périodes de la maladie, sa durée, ses formes, sa terminaison, son pronostic et son diagnostic différentiel; mais j'écris en modeste praticien, heureux et fier de transcrire son observation, rejetant loin de lui toute discussion purement spéculative.

J'ai vu la fièvre typhoïde durer en moyenne de trente à trente-cinq jours dans les cas sérieux; quelquefois la mort est venue terminer la scène pathologique avant le vingt-quatrième jour; dans quelques cas rares, au bout du premier septénaire.

L'observateur le plus novice ne confondra pas la dothiénentérie avec l'embarras gastrique simple; l'absence de la céphalalgie intense, des éruptions diverses, de l'état caractéristique de la langue, des phénomènes généraux et de la stupeur, suffira toujours pour éclaircir le diagnostic.

On sera plus embarrassé si l'on se trouve en présence d'une méningite, qui, par les accidents cérébraux ou ataxiques, par le coma, la contracture, les mouvements convulsifs, peut simuler certaines formes de dothiénentérie. Dans ces cas, si les éruptions cutanées, si les phénomènes abdominaux absents, si la dilatation de la pupille, si l'état particulier de la langue, ne renseignent pas suffisamment, il faut suivre le conseil de Littré, et recourir de préférence à la médication antiphlogistique, qui est applicable aux deux hypothèses. Du reste, dans les campagnes, cette méthode, sagement dirigée, est de beaucoup la plus efficace.

Je fus étrangement surpris la première fois que je trouvai, chez un cultivateur âgé de cinquante à cinquante-cinq ans, tous les signes d'une fièvre typhoïde simple, idiopathique et bien caractérisée. Que devenait donc ce précepte classique, que l'âge d'élection de la maladie est celui de la plénitude des forces et de la virilité? Mais depuis, combien de faits ne m'ont-ils pas prouvé que ce que je regardais d'abord comme une exception bizarre, n'était rien moins que rare dans nos localités. Quelquefois pourtant il m'est arrivé de n'avoir à combattre qu'un état adynamique particulier des vieillards, dépendant d'une maladie chronique de la prostate ou des poumons; mais dans ces cas exceptionnels, les manifestations morbides étaient telles, et les indications thérapeutiques étaient si précises, que toute pensée de regret d'erreur diagnostique s'évanouissait rapidement.

C'est de quinze à vingt-cinq ans que la maladie m'a paru faire le plus de ravages, et cela, malgré la résistance vitale, plus considérable à cette époque de la vie. Chez les sujets d'un âge plus avancé, de même que chez les enfants, non-seulement la mortalité est moindre, mais encore le type pathologique est anormal. L'automne est le moment de l'année où cette maladie frappe le plus cruellement et avec le plus de fréquence les cultivateurs, qu'elle surprend au milieu de leurs pénibles travaux. J'ai observé plusieurs fois dans ma pratique les hémorrhagies intestinales, et une fois les signes de perforation péritonéale dont parlent les auteurs.

Jusqu'ici je n'avais eu à observer qu'un seul cas d'hémorrhagie intestinale, accidentel et provoqué par un drastique, qui se termina brusquement par la mort du sujet. Dans cette dernière épidémie, j'ai eu à noter six cas d'hémorrhagie intestinale tout à fait au début de la maladie, et cinq malades ont guéri.

Voici les signes qui annoncent une hémorrhagie intestinale :

Inquiétude du malade, crainte de la mort, agitation des membres, angoisses, pouls redoublé, peau chaude; sensation d'un *feu qui les brûle dans le ventre*, au point que j'ai vu des malades crier et demander à grands cris qu'on leur ôte ce feu. Tout à coup fréquence plus grande du pouls, au point qu'on ne peut plus compter les pulsations et qu'il devient filiforme; angoisses plus grandes; pâleur à la face, globe de l'œil entraîné en haut, refroidissement des membres. Le malade dit qu'il étouffe; il s'agite, demande de l'air et veut qu'on le soulève. Tels sont les signes que j'ai observés chaque fois qu'une hémorrhagie intestinale est venue compliquer l'appareil symptomatique appelé *fièvre typhoïde*. J'ai eu la satisfaction de voir guérir cinq malades sur les six derniers cas ; le sujet qui succomba était une jeune et intéressante femme qui fut enlevée en quelques heures, et mourut dans les convulsions de l'anémie, avant la fin du premier septénaire.

J'ai vu mourir d'une manière rapide cinq jeunes gens dans la force de l'âge, ayant tous les signes de l'état typhoïde, qui ont probablement succombé à la suite d'une hémorrhagie de ce genre, mais que je n'ai pu vérifier, à cause de la répugnance des parents à laisser pratiquer l'autopsie. Je dois ajouter toutefois que les hémorrhagies intestinales qui ont lieu au début n'offrent pas dans tous les cas des symptômes aussi tranchés; mais je puis dire d'une manière absolue que je les ai vus se succéder dans les cinq cas de guérison que j'ai enregistrés. Chez la jeune femme qui mourut si promptement, il n'y avait qu'une grande crainte de la mort et la sensation d'un feu brûlant dans les entrailles. C'était au début de la maladie, la peau était brûlante, la face vultueuse, le pouls fréquent et assez développé. Je fis appliquer vingt-cinq sangsues sur les fosses iliaques. Deux heures après ma prescription et avant même la chute complète des annélides, on vint m'appeler à la hâte, en me disant que la malade se mourait. Je fus étrangement surpris, et j'accourus, croyant qu'on exagérait le danger. Je trouvai la famille autour du lit de la mourante, poussant des cris de désespoir, et la jeune femme sans mouvements, respirant encore une fois toutes les trois minutes. Je fis tout ce qui est possible pour la rappeler à la vie, mais tout fut inutile. Que mes confrères jugent du mauvais effet qu'aurait produit l'application des sangsues chez les gens de la campagne, qui sont toujours mal disposés à se laisser saigner, si, après le dernier soupir et par le relâchement des fibres intestinales, la morte n'avait rendu par l'intestin plusieurs kilogrammes de sang !...

Antagonisme.

Parmi les nombreuses communes que j'ai eu l'occasion de visiter, il en est quelques-unes qui, par la nature de leur sol et les eaux stagnantes qui les avoisinent, subissent l'influence paludéenne; on y rencontre très fréquemment, relativement aux villages voisins, et surtout aux pays montagneux, des cas de fièvres intermittentes : or, c'est précisément dans ces localités que se rencontre le plus grand nombre de fièvres typhoïdes. Cette maladie y a régné épidémiquement pendant les six années qui ont suivi le dernier choléra.

Ce fait isolé ne peut sans doute rien contre les savantes recherches de M. Boudin, mais on conviendra qu'il est digne de remarque.

Traitement.

On doit s'attendre, en réfléchissant à la nature de ce mémoire, à ce que je n'aborde pas une exposition complète des traitements et des méthodes qui ont été tour à tour préconisés contre la fièvre typhoïde. Les médecins sont indécis à ce sujet, et pendant longtemps encore il est probable qu'on ne pourra recourir qu'à une thérapeutique incertaine. Comme tout le monde, je me suis successivement adressé, suivant les indications, et parfois aussi sous l'influence des théories régnantes, aux antiphlogistiques, aux évacuants, aux révulsifs, à la médication expectante et au traitement par les toniques.

Depuis, je me suis trouvé naturellement conduit à l'emploi d'une *méthode rationnelle*. Je me suis convaincu que la pratique et la théorie sont deux choses essentiellement différentes au lit du malade. Pour avoir suivi une synthèse trop complexe, la nosologie est restée jusqu'ici trop souvent impuissante, et aussi longtemps que l'idée de maladie ne sera pas synonyme d'*état maladif*, de *souffrances organiques*, des déceptions sans nombre seront réservées aux cliniciens, quel que soit le point de vue sous lequel ils se placent, et quelle que soit la sagacité qu'ils développent pour arriver à la connaissance de la maladie. Dans les campagnes, les moyens antiphlogistiques réussissent souverainement à la première période : presque toujours une ou plusieurs saignées générales, suivant la force des sujets ; des sangsues, soit à l'anus, soit sur la fosse iliaque droite, amendent considérablement les premiers symptômes, surtout si l'on y associe les boissons rafraîchissantes, les laxatifs salins et les lavements émollients.

Quand la maladie est devenue adynamique, je m'adresse aux toniques : le quinquina, le vin, le bouillon, sont les agents que je choisis de préférence. A cette période, je me sers aussi des laxatifs, parce qu'ils contribuent à l'efficacité des toniques, en favorisant l'absorption : c'est un principe physiologique dont la thérapeutique tire le plus heureux parti dans bien des circonstances.

A une période un peu plus avancée de la maladie, le praticien doit agir avec la plus grande prudence, s'il ne veut pas compromettre le succès qui semble lui sourire. Déjà le malade sent renaître l'appétit, mais *malheur à celui qui ingérera des aliments solides et très abondants !* La mort pourra frapper *subitement*. La condescendance irréfléchie des parents fait, dans ces circonstances, et malgré les recommandations du médecin, un trop grand nombre de victimes ; l'état spécial de la muqueuse intestinale, recouverte encore d'ulcérations non cicatrisées, réclame le régime le plus sévère et le plus intelligent.

Quand mes malades sont arrivés à cette période, et que tout me fait espérer une issue heureuse, j'essaye de leur faire saisir l'ingénieux rapprochement de M. Bretonneau entre la variole et le mal qui vient de les frapper : quand ils sont bien convaincus que leur intestin est le siége de pustules semblables à celles qu'ils ont vues sur le corps des varioleux, il ne m'est pas difficile de leur faire comprendre l'utilité du régime, et, dans beaucoup de cas, celle des évacuants.

Aux toniques j'associe les stimulants, tels que la camomille, la cannelle, l'éther, le café. J'ai souvent employé avec avantage les lavements de camomille. A l'intérieur, je donne la préférence au café, à l'exemple de M. Trousseau ; je le fais prendre de la manière suivante :

Extrait de quinquina.................... 1 à 2 grammes.
Infusion de café........................ 80 grammes.

Les docteurs Roques et Munaret ont, du reste, vanté depuis longtemps l'usage du café dans les maladies où il est nécessaire d'imprimer à tout le système une excitation vive et prompte, surtout quand les sujets n'en ont pas fait auparavant un usage habituel. C'est précisément le cas des habitants des campagnes.

Telle est ma pratique quand la fièvre typhoïde suit une marche que j'appellerai normale, parce que cette marche est de beaucoup la plus fréquente. Quand il survient des complications, je les combats par un traitement approprié. Dans le seul cas que j'aie observé de perforation intestinale, j'employai, dès les premiers symptômes, l'opium à très fortes doses pour obtenir la paralysie de l'intestin et sa cicatrisation rapide.

Ce traitement ne fut pas couronné de succès.

Dans un autre cas où il survint des hémorrhagies intestinales vers la fin de la maladie, je me laissai diriger par les symptômes, et comme dans ce cas, de l'aveu même des parents, l'hémorrhagie était le résultat d'une dose intempestive d'élixir de Dupont et Guillie, ordonné par le guérisseur de l'endroit, il me fut facile de leur prédire l'effet funeste de cette médication. Peu de temps après les premiers symptômes de l'hémorrhagie, les forces diminuèrent considérablement, les traits s'altérèrent, les extrémités se refroidirent, et le malade s'éteignit dans des convulsions : je dus assister à ce spectacle, le cœur navré de douleur, surtout après avoir vu la veille mon malade dans de très bonnes conditions.

Je n'ai observé dans ma pratique que ces deux cas malheureux d'hémorrhagie intestinale. Je n'ai que des présomptions sur d'autres cas de morts promptes et violentes arrivées dans le cours de cette affection.

Je n'ai rien employé de spécifique chez les cinq malades que j'ai eu la satisfaction de voir guérir. Je répète que c'était au début de la maladie, et que je me suis, en général, bien trouvé des émissions sanguines à cette période. Je dois ajouter encore que je me suis rappelé, dans ces diverses circonstances, le précepte de l'illustre orateur M. Trousseau, qui considère ces hémorrhagies comme critiques et salutaires. Je me suis borné, dans quelques circonstances, à placer des coussins sous le bassin, afin d'élever le ventre au niveau de la tête, à appliquer sur les membres des substances irritantes, à faire respirer quelques gouttes d'éther sulfurique, et à supprimer toute espèce de boisson chaude ou excitante. Je faisais enlever les cataplasmes du ventre, suspendre les lavements ; je recommandais au malade l'immobilité, j'éloignais de lui toute préoccupation morale, et j'administrais quelques fragments de glace ou quelques gouttes d'eau fraîche. A mesure que le pouls se relevait et que la peau reprenait de la chaleur, je modifiais le traitement. J'ai vu chez le même sujet les hémorrhagies se reproduire jusqu'à trois fois dans l'espace de dix jours; chaque fois il y avait des syncopes et des angoisses terribles qui se dissipaient promptement avec les moyens simples mentionnés ci-dessus. En général, les hémorrhagies intestinales de la fièvre typhoïde ont lieu la nuit, et sont précédées par une odeur caractéristique de l'haleine des malades et de toutes les secrétions en général. Cette odeur forte, styptique, insupportable, a été comparée par quelques auteurs à l'odeur de l'urine des souris.

Malgré la guérison de cinq malades, mentionnés ci-dessus, je dois dire que chez eux la convalescence a été longue et pénible : l'épuisement porté au dernier degré; l'anémie et la chloro-anémie, le gonflement des jambes, la perte des cheveux, et chez quelques-uns des abcès aux jambes, derrière le dos et aux avant-bras; l'éruption spécifique du sacrum et des grands trochanters : telles ont été les suites de ces pertes sanguines trop considérables que bien souvent la nature et l'art sont impuissants à conjurer.

Je recommande à mes jeunes confrères d'être sobres des saignées révulsives dans les cas d'hémorrhagies intestinales. Je leur recommande même d'être très circonspects d'émissions sanguines au début de la maladie, lorsque les malades s'agiteront, auront de grandes craintes, éprouveront des sensations de brûlures dans les entrailles et répandront dans leur appartement l'odeur caractéristique d'urine de souris, qu'il vaudrait mieux appeler *odeur de sang septicémique*, ou, comme les anciens, *odeur putride*. Je leur recommande également d'user avec modération des éméto-cathartiques et des sels neutres. C'est ici le cas de faire de la médecine émolliente, rafraîchissante et antiseptique. L'eau fraîche, la glace, le petit-lait, le chlorate de potasse, l'huile d'amandes douces, voilà ce que j'emploie.

J'arrive maintenant au traitement de ces états typhoïdes qui ne sont pas des fièvres, puisque la fièvre n'existe pas, et que j'appellerai, avec M. Piorry, *entéro-colites septicémiques;* avec Pinel, *état adynamique*, et avec les anciens, *état putride :* affections qu'on pourrait appeler géographiquement du nom des contrées où elles se montrent, qui sévissent sur un village entier, le dépeuplent en quelques jours, attaquent à la fois toute une famille, font du foyer domestique une ruine de deuil et de désolation, et s'éloignent toujours des pays civilisés; affections qui nous restent du vieux monde, qui font toujours leur apparition loin des grandes villes, des chemins de fer et des grandes voies de communication; qui ne frappent que l'homme inculte, l'homme misérable et souffreteux des montagnes, celui qui, l'été, n'a pour se désaltérer que l'eau corrompue de mauvaises citernes, et pour se nourrir l'année entière que du pain noir et des pommes de terre!...

C'est un spectacle navrant pour le médecin de visiter toute une famille de pestiférés qui gisent souvent sur le même grabat, et qui s'empoisonnent les uns les autres sous l'influence de la pénurie, de la misère et de l'ignorance! De tels fléaux sont plus communs qu'on ne le croit, j'en prends à témoin mes modestes confrères des montagnes, ceux qui se dévouent en silence et meurent malheureux (souvent de mort violente), ceux qui pensent et n'écrivent pas, faute de temps, ceux qui pourraient écrire un livre inconnu de pathologie et de philosophie médicale.

J'ai été appelé bien souvent pour visiter des familles entières atteintes du mal que je décris, mais rarement j'ai eu l'occasion d'en suivre les phases, d'en étudier la marche et de prescrire un traitement. Des malheureux de ce genre n'appellent le médecin que lorsque deux ou trois membres de la famille ont succombé, et que le reste est fortement menacé. Voici ce que j'ai observé dans des conditions pareilles : des ulcérations intestinales profondes, des foyers de pus de plusieurs litres au cou, aux membres et aux fesses, une fonte générale de tous les tissus, rarement des eschares gangréneuses, malgré l'insalubrité des lieux et le manque de soins hygiéniques. Voici ce que j'ai conseillé et que je conseille encore à mes confrères des montagnes, dans des cas moins graves, c'est-à-dire moins avancés : usage de grands et larges vésicatoires sur les membres, tels que les employait M. Chauffard, mon maître, aujourd'hui à Paris; l'usage du café froid par cuillerées, associé à l'extrait mou de quinquina; la limonade vineuse froide; le bouillon de bœuf froid et dégraissé, à la dose d'une cuillerée par heure. Comme médicament purgatif, aucun de ceux que nous fournit la pharmacie ne sera pris ni toléré. Je recommande donc à mes confrères l'usage du jus d'herbes pris tous les cinq jours à jeun et l'huile d'olive associée à la dose de 100 grammes. Voici cette préparation toute primitive :

Chicorée amère	une pincée.
Pissenlit des prés	id.
Poirée fraîche	id.
Cresson d'eau vive	id.
Laitue romaine	id.

Hachez le tout bien menu et pressez pour obtenir 60 grammes de jus. Ajoutez :

Huile d'olive	40 grammes.
Sirop de limons	30 grammes.

Faites avaler d'un trait.

Cette médication est toujours prise avec plaisir par l'homme des champs, purge abondamment, n'occasionne jamais de coliques, et ne coûte pas un sou. Je la recommande fortement aux modestes praticiens qui exercent loin du luxe et de la civilisation. Quant au reste du traitement qu'il y aurait à faire, je le signale aux médecins en passant, et je déplore d'être placé dans des conditions infimes qui ne me permettent pas d'élever la voix assez haut pour être entendu du gouvernement de l'Empereur, des ministres, des grands de la terre, de ceux qui nous gouvernent enfin et qui font des lois!... A ceux-là, je leur signale le mal et je leur indique le remède essentiel. Il consiste à terminer les grandes voies de communication que l'ancien régime avait tant négligées et que tous les gouvernements possibles n'ont pas encore achevées; à faire des chemins vicinaux, communiquant avec les grandes routes dans chaque petite commune rurale; à venir en aide à ces pauvres populations auxquelles nos administrateurs départementaux ne pensent guère qu'aux jours d'élections, et donnent comme encouragement la *triste institution* de la médecine cantonale, institution nuisible au corps médical, décevante et stérile pour les pauvres malades; à donner des encouragements aux médecins de campagne qui ont bien mérité de l'humanité souffrante, qui se dévouent et donnent leurs soins à ces populations pauvres et peu éclairées avec tant de désintéressement et d'aménité !. . . . .

Il me reste à parler d'une complication qui, dans quelques circonstances, peut devenir une cause d'ostéites et de phlébites dont Blandin et surtout M. Piorry ont montré les conséquences fatales. J'ai nommé les eschares gangréneuses du sacrum. Dès que l'éruption spécifique décrite plus haut commence à se manifester, il faut éviter les causes de compression, tenir le malade couché sur l'un et l'autre côté, entretenir une grande propreté, laver la région sacrée deux ou trois fois par jour avec l'eau-de-vie camphrée étendue d'eau ; aussitôt que la peau prend une coloration rouge, la recouvrir d'une couche de collodion et d'huile de ricin, ou plus simplement d'un enduit d'un corps gras sur lequel on place du coton très fin. Un point très important est de tenir les malades dans un état de siccité aussi complet que possible. Dans ce but, M. Trousseau conseille un lit de paille d'avoine étendu sur le matelas préalablement protégé par une toile cirée; les malades sont directement placés sur ce lit de paille.

Quand les eschares sont formées, il faut en arrêter la décomposition par des liquides antiseptiques, tels que la créosote, l'alcool, la teinture d'iode ou le tannin. Il y a deux ans, toutes mes fièvres typhoïdes s'accompagnaient d'une éruption sacro-coccygienne des plus graves; les pustules étaient larges et marchaient rapidement vers la gangrène. Je dus suivre le conseil de M. Piorry, cautériser au fer rouge, pour prévenir l'absorption des matières nécrosées et éviter une augmentation de l'infection générale. Je dus même plus d'une fois prescrire les antiseptiques à l'intérieur, et bien souvent avec un plein succès.

Contre les abcès extérieurs, je n'ai fait aucun traitement spécial; je me suis contenté de mettre les malades à l'usage des toniques et des ferrugineux. Dans un cas seulement d'abcès énorme, ayant disséqué les graisses de la partie antérieure du bassin, perforé la vessie, de telle sorte que les urines s'échappaient par l'ouverture extérieure, ayant son siége dans un des trous obturateurs, je dus la guérison de ce malade à des pansements méthodiques renouvelés seulement toutes les quarante-huit heures, et à des injections d'eau tiède étendue de teinture d'iode. J'avais soin de pousser l'injection avec une canule olivaire, percée en pomme d'arrosoir, de manière qu'il n'y eût pas de jet direct qui pût pénétrer dans le globe vésical.

Le régime auquel on doit soumettre les malades atteints de dothiénentérie a fait l'objet, il y a quelques mois, d'une discussion intéressante à la Société médicale des hôpitaux de Paris. MM. Barth, Blache, Guérard, Barthez, Aran, ont tous été d'accord pour reconnaître les inconvénients d'une diète trop sévère. Aux yeux de M. Blache, en particulier, la diète absolue est la plus funeste manière de traiter cette maladie chez les enfants. D'après lui, il est sage de leur donner quelques aliments légers, même malgré eux. M. Guérard a cité des cas dans lesquels il a vu une alimentation même solide amener les plus heureux résultats. Mes observations personnelles confirment en partie les idées émises dans cette remarquable discussion; seulement, à côté du bien, j'ai trouvé le mal quelquefois, car les paysans ont une tendance prononcée à dépasser les limites qu'on leur pose et à se donner des indigestions qui deviennent fatales.

M. Trousseau est certainement un des praticiens qui ont le plus contribué à lever les scrupules qui persistaient encore au sujet de l'alimentation dans les fièvres continues. Pour expliquer sa conduite, il s'est autorisé d'expériences et de faits curieux : « On interprète faussement, dit-il, les phénomènes que produit la diète » absolue; tout animal privé d'alimentation devient autophage et se » nourrit de sa propre substance, ainsi que l'a démontré M. Ber-

» nard (de Villefranche). Pendant une diète prolongée, le sang subit » des altérations semblables à celles qu'il offre dans les pyrexies » graves. Les naufragés de la *Méduse* et de l'*Alceste* ont passé par » tous les degrés de l'ataxie et de l'adynamie. Voilà pourquoi je ne » suis pas partisan de la diète excessive dans les maladies où les » sucs de l'économie sont déjà modifiés d'une manière fâcheuse.... » Alimentez convenablement vos malades, vous ne tarderez pas à » voir les phénomènes de l'irritation cesser, c'est-à-dire les dou- » leurs stomacales se calmer, la langue devenir nette, l'haleine » perdre sa fétidité et le pouls sa fréquence. Les forces se relèveront, » et grâce à l'influence salutaire d'une alimentation sagement réglée, » le sommeil, jusque-là troublé et interrompu, retrouvera son calme » et sa régularité, etc., etc. »

MM. Chomel, Bouillaud, Rostan, Piorry, Grisolle, partagent tout à fait aujourd'hui cette manière de voir. On sera surpris peut-être de me voir ainsi faire de l'érudition, moi qui ne devais donner que les résultats de ma pratique. Il l'a fallu pourtant, car j'ai trouvé dans nos localités des contradictions opiniâtres, des médecins imbus encore des théories d'il y a un demi-siècle, laissant, j'ose le dire, mourir leurs malades de faim, et charmant leur agonie par la jouissance de larges exutoires promenés sur toutes les parties du corps. Je les abandonne à leurs remords, et ne leur souhaite pour toute vengeance qu'un médecin un peu plus généreux qu'eux-mêmes, si le mal vient jamais les frapper.

J'alimente donc mes malades après la première période de l'affection, quand la fièvre n'est plus ardente, quand la soif n'est plus intense, et quand l'épigastre est devenu peu ou pas douloureux à la pression ; à partir du douzième ou du quinzième jour, quelquefois auparavant, je donne deux légers potages et une cuillerée de vin après. Pendant ce temps, je ne néglige pas les soins hygiéniques ; je veille à ce que les couvertures soient légères et le lit dans un endroit où le renouvellement de l'air puisse s'opérer facilement. J'évite l'entourage de rideaux épais, capables de créer une atmosphère d'air confiné. Le linge est renouvelé le plus souvent possible ; les boissons sont chaudes ou froides suivant l'intensité et la soif ; je les conseille suivant les désirs du malade, car j'ai remarqué que l'on se dégoûte vite d'une tisane chaude et surtout trop chargée. Je fais ouvrir les croisées au moins une fois par jour, même en hiver, et toutes les fois que les forces du malade le lui permettent, je le fais lever, ne fût-ce qu'une demi-heure. Quand la convalescence s'est franchement déclarée, je surveille la continuation des soins hygiéniques. Comme il m'est rarement permis de suivre les personnes qui se confient à moi jusqu'à parfaite guérison, je ne puis déterminer d'une manière précise la durée de la convalescence dans les campagnes.

Toutefois je puis dire que la convalescence du paysan n'est pas une maladie, comme Bordeu l'avait remarqué déjà. Sitôt que la fièvre le quitte, que la douleur faiblit, il se lève impatiemment et retourne au milieu de ses champs : un rayon de soleil réchauffe et ranime vite celui qui les cultive ; le grand air balaye ses bronches, dilate ses poumons, et l'exercice, en titillant son appétit, répare les dommages de la maladie.

En supposant que les forces et plus souvent son courage refusent au convalescent les avantages d'un exercice à pied, il lui reste la ressource de J. J. Rousseau : « *Quand je serai moribond, faites-moi » porter sous un chêne, et je vous réponds que je guérirai !* » (Munaret.)

Mon œuvre est terminée ; mais qu'il me soit permis d'émettre, en finissant, un blâme sévère sur le charlatanisme qui règne dans nos campagnes. Ce n'est pas une concurrence que je déplore, non ; je cède à une pensée d'humanité et de philanthropie. Il m'est arrivé de voir des malades dont tout me faisait espérer la guérison prochaine, retomber brusquement, sans qu'il me fût possible d'expliquer cette rechute imprévue... C'est que le *sorcier*, le *guérisseur* avait passé par là... il avait proposé son *orviétan infaillible*, et les pauvres ignorants avaient été guéris...... de tous les maux présents et à venir ! ! !

Puis, ce qui est le plus consolant, la faute retombait sur le médecin, qui avait mal *commencé* la maladie.

Je m'arrête, car ma conscience m'entraînerait trop loin, et je cherche une consolation dans cette belle pensée de Tissot :

« Si le peuple raisonnait, il serait facile de le désabuser ; mais » ceux qui le connaissent doivent raisonner pour lui ! »

P. MARIN.

Mollans (département de la Drôme), le 9 novembre 1861.

www.ingramcontent.com/pod-product-compliance
Ingram Content Group UK Ltd.
Pitfield, Milton Keynes, MK11 3LW, UK
UKHW012118240726
13965UKWH00005B/1835

9 782013 578233